PUBLICATIONS DE LA SOCIÉTÉ DE THÉRAPEUTIQUE DOSIMÉTRIQUE
DE PARIS

LA

FIÈVRE JAUNE

Instructions médicales et populaires

POUR

LA PRÉSERVATION & LE TRAITEMENT

RÉDIGÉES PAR UNE COMMISSION COMPOSÉE DE

MM. les Docteurs GÉLINEAU,   Anciens
         GRAND,   Chirurgiens de marine.
         GOYARD, Rapporteur.

PARIS

GEORGES CARRÉ, ÉDITEUR

112, BOULEVARD SAINT-GERMAIN, 112

1887

PUBLICATIONS DE LA SOCIÉTÉ DE THÉRAPEUTIQUE DOSIMÉTRIQUE
DE PARIS

LA

FIÈVRE JAUNE

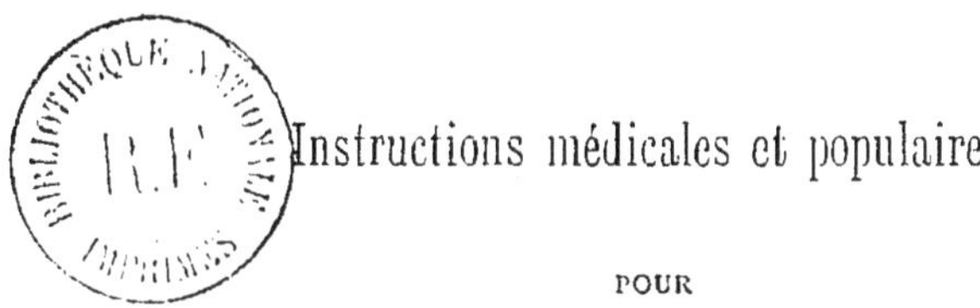

Instructions médicales et populaires

POUR

LA PRÉSERVATION & LE TRAITEMENT

RÉDIGÉES PAR UNE COMMISSION COMPOSÉE DE

MM. les Docteurs GÉLINEAU,   Anciens
        GRAND,   Chirurgiens de marine.
        GOYARD, Rapporteur.

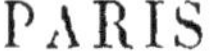

PARIS

GEORGES CARRÉ, ÉDITEUR

112, BOULEVARD SAINT-GERMAIN, 112

1887

INTRODUCTION

Dans certaines régions du globe, la fièvre jaune est une calamité publique. Spécialement dans les contrées équatoriales de l'Amérique, on peut dire que depuis que les Européens ont pris possession du sol, la fièvre jaune a pris possession des Européens.

Cependant la science s'est acquise aujourd'hui des ressources avec lesquelles elle peut lutter victorieusement contre le fléau. Depuis trois siècles, les habitants des pays contaminés, ont eu si souvent à repousser ses attaques, qu'ils ont appris à le connaître ; et l'on sait aujourd'hui comment l'éviter, et comment le vaincre.

L'hygiène a montré toute l'importance de ces ressources ; elle nous a appris comment un mal si redoutable peut être détourné par la plus ingénieuse des embûches (vaccination) ; comment ce mal qu'on a pu croire mystérieux, est bien souvent prévenu, même par des précautions simples et faciles.

. La médecine, de son côté, nous a apporté, depuis quelques années, de nouveaux agents grâce auxquels nul ne restera jamais désarmé devant la maladie déclarée. Puisqu'on ne peut encore arriver à tarir les sources mêmes du mal, il faut savoir lui échapper quand il vous a saisi ; et nous déclarons ici qu'il est possible d'y réussir beaucoup mieux qu'on ne le croit généralement.

Donc ni médecins ni malades ne doivent s'abandonner, comme on est souvent tenté de le faire devant un ennemi trop puissant ; tous, de concert, doivent lutter avec énergie et méthode. Le temps est passé des remèdes empiriques, aussi bien que de la résignation stoïque ; c'est la thérapeutique rationnelle et active qui doit s'imposer à tous.

La preuve de son efficacité est faite ; les nombreux exemples rapportés par les docteurs Pereira da Silva, José de Goës, etc... montrent que les efforts bien dirigés amènent des résultats certains. Les règles du traitement dosimétrique de la fièvre jaune tracées dés l'année 1874 par le professeur Burggræve (de Gand) ont reçu l'éclatante confirmation des faits. Les succès obtenus ont été les mêmes que contre toutes les autres pyrexies ; et ce traitement de la fièvre jaune a prouvé une fois de plus, que toutes les maladies relèvent également des médicaments vitaux, de ces agents incomparables, dont le rôle est de venir en aide aux énergies fonctionnelles, étouffées sous les atmosphères morbides.

Il faut entrer résolument dans cette voie : les grands auxiliaires de la maladie sont l'abdication devant le mal et l'inexpérience à côté du remède.

Que tous ceux qui liront ces courtes instructions sachent bien qu'elles contiennent le succès pour le médecin, et le salut pour le malade ! Que tous les gens de foi et de bonne volonté les lisent donc ; qu'ils les méditent et les répandent autour d'eux !

PRÉSERVATION

Pour se préserver de la fièvre jaune soit dans les régions où elle règne, soit au milieu d'un foyer épidémique, on doit prendre quatre précautions que nous caractériserons ainsi :

1° La vaccination ;
2° La propreté des voies digestives ;
3° L'entretien de la force nerveuse ;
4° Les dispositions hygiéniques.

I

VACCINATION

Le principe de la vaccination, découle d'une de ces remarques populaires, qui sont la leçon des faits; il est né le jour, où l'on a vu que les maladies infectieuses, confèrent, par une première atteinte, une sorte d'immunité. De là l'inoculation de la variole, qui est pratiquée depuis des siècles dans l'orient de l'Europe, et en Asie.

Jenner a rendu le procédé plus pratique et plus inoffensif, en substituant à l'inoculation : la vaccination, c'est-à-dire le virus atténué. Cette atténuation du virus se fait, pour la variole, d'une façon toute physiologique, dans l'organisme de la vache. Les autres virus peuvent être atténués par des procédés analogues ; et aujourd'hui, c'est là l'objet des recherches passionnées d'un grand nombre de savants. L'atténuation du virus de la fièvre jaune, a été réalisée par le Dr Domingos Freire (de Rio Janeiro). Ce nouveau vaccin peut maintenant entrer dans les habitudes sociales; il a reçu la consécration de la pratique, qui a prouvé à la fois son innocuité et son efficacité.

Ce vaccin se prépare suivant des règles précises, par le passage successif du virus primitif à travers des organismes de cobayes ou de lapins, puis par des cultures dans la gélatine; celles-ci peuvent même être remplacées par une dessication partielle. Tout médecin peut donc en être pourvu dans les domaines de la fièvre jaune, où son emploi se généralise chaque jour davantage.

L'inoculation de ce vaccin qui se fait par une simpie et unique injection sous la peau du bras, de quelques gouttes de liquide, est le moyen prophylactique par excellence. Il confère l'immunité par le procédé que la nature elle-même met en œuvre, ainsi que nous l'avons déjà fait remarquer.

En ce qui concerne la fièvre jaune particulièrement, l'observation journalière prouve, qu'une première atteinte de la maladie préserve des suivantes, et que l'immunité est acquise, quelque faible que soit cette atteinte. Une courte fièvre, une diarrhée, un simple malaise *de nature réellement amarile*, préservent des attaques ultérieures de la maladie.

La vaccination préventive du Dr Domingos Freire est une imitation parfaite des conditions les plus favorables qui puissent se réaliser spontanément. Le virus atténué, qui est inoculé aux gens bien portants, produit une très légère atteinte de fièvre jaune; c'est un frisson, de la chaleur, des malaises, qui restent toujours sans danger ; ces malaises débutent ordinairement quatre heures après la vaccination, et ont entièrement disparu au bout de trois ou quatre jours. Au point de l'inoculation il ne se produit rien : ni éruption, ni même de rougeur.

Cette vaccination s'affirme donc par des phénomènes spécifiques, comme celle de Jenner; les signes caractéristiques de l'imprégnation amarile ont seulement un caractère plus bénin. Cette bénignité est elle-même une raison nouvelle pour chacun d'avoir recours, toutes les fois qu'il y a lieu, au vaccin amarile, mais elle n'infirme en rien son efficacité.

Celle-ci est établie par les faits suivants, que nous empruntons aux premières statistiques du Dr Domingos Freire :

Vaccinations en 1885   3051
Vaccinations en 1886   3473
Total.   6524
Morts vaccinés   8

A côté de ces chiffres, ceux de la mortalité des non vaccinés dans la même période, nous donneront la mesure de l'efficacité de la vaccine.

Morts non vaccinés   1667

sur une population totale d'environ 160,000 habitants.

Par conséquent la mortalité pour les vaccinés est de un pour mille, et pour les non vaccinés de un pour cent.

Si l'on considère en outre que les vaccinés comptaient tous parmi les plus exposés aux foyers épidémiques, on conviendra que l'efficacité de la vaccine amarile est désormais démontrée.

Ce sont surtout les étrangers et les nouveaux venus qui sont exposés à contracter l'infection. Aussi leur premier soin doit-il être de se faire vacciner, soit sur les navires, avant d'aborder les pays contaminés, soit aussitôt qu'ils sont installés à terre. Les habitants, même parfaitement acclimatés, commettraient une réelle imprudence en s'exposant aux redoutables miasmes de la maladie, sans avoir usé de ce moyen préventif. Si les épidémies reparaissent à courtes périodes, le mieux est de faire renouveler la vaccination tous les deux ou trois ans.

L'immunité toutefois, comme on l'a vu, n'est pas absolue, pas plus avec cette vaccine qu'avec aucune autre ;

car l'homme ne peut acquérir une telle puissance qu'il soit le maître absolu des événements.

C'est pour cela qu'à ce moyen prophylactique, il faut en ajouter quelques autres, qui ont en même temps l'avantage de consolider la santé générale et d'augmenter les forces.

II

PROPRETÉ DES VOIES DIGESTIVES

Les épidémies de fièvre jaune sont le plus souvent soudaines et rapides ; elles naissent par le fait de conditions climatériques et telluriques encore peu connues ; et elles résultent aussi de la transmission et de l'ensemencement du contage. De plus l'intensité du mal et sa diffusion, sont spécialement favorisées par certaines perturbations organiques, propres aux habitants des pays chauds.

Une fois que le miasme amarile est né, c'est dans le foie et le tube digestif qu'il trouve son milieu de culture le plus favorable. Le climat chaud, en congestionnant le foie, en épaississant les saburres du tube digestif, prépare la greffe de ce miasme. Aussi, conserver la muqueuse digestive intacte est un moyen presque certain d'empêcher la prolifération. Ce but est atteint par une

alimentation sage, une grande réserve dans les sollicita-
tions de la soif ou des habitudes intempérantes, par les
amers, les toniques du tube digestif et particulièrement
la strychnine.

Mais ces moyens, quelque utiles, ou même indispensa-
bles qu'ils puissent être, restent pourtant secondaires,
vis-à-vis de l'important office du sulfate de magnésie déshydraté. Ce sel, pris chaque jour à la dose d'une cuillère
à café dans un verre d'eau, réalise dans sa perfection
l'assainissement intérieur.

Il devrait être pris par tous les émigrants, sans inter-
ruption, au moins pendant les premiers mois de leur
séjour, et plus tard chaque fois que le plus léger embarras gastrique est à craindre. Personne ne peut redouter ni irritation, ni superpurgation, par le fait de la prise
journalière ; une cuillère à café est la moyenne, et constitue le titre réel de la solution. Celle-ci devra être
prise à la dose maxima d'un verre à la fois (un demi-verre
pour les enfants), et répétée, s'il y a lieu, dans le courant
de la journée. C'est à chacun de se régler ; il a à sa portée le moyen d'entretenir le ventre libre et la langue
propre. Les produits exagérés des combustions organiques, qui sont le fait de la non accoutumance au climat
torride, sont sollicités par l'absorption de l'eau saline,
jusque dans la profondeur du foie, le principal foyer, et
s'éliminent aisément. Ils arrivent ainsi dans le grand
égoût organique, à mesure de leur formation, et sont
expulsés de même, à mesure de leur sortie des glandes.

En outre, le sel pris ainsi en lavage, calme la soif et régularise l'appétit ; de telle sorte que son utilité est générale dans les pays chauds.

La propriété tonique et rafraîchissante de ce sel de magnésie, est due à sa purification, c'est-à-dire à l'élimination de diverses substances impures et antiphysiologiques, qui le souillent à l'état brut, c'est-à-dire tel qu'on le trouve dans le commerce.

La déshydratation rend à ce sel toutes ses propriétés, qui sont en quelque sorte alimentaires, comme nous le voyons pour le chlorure de sodium ou sel de cuisine, qui constitue une des principales bases de notre sang.

III

ENTRETIEN DE LA FORCE NERVEUSE

Les chaleurs extrêmes de nos climats tempérés ne peuvent nous donner qu'une faible idée de la dépression profonde, que subit le système nerveux dans les zones torrides. Pour qui ne bénéficie pas de l'accoutumance, cette dépression va parfois jusqu'à l'anéantissement de toute faculté de penser et de se mouvoir, et s'étend aussi aux fonctions végétatives. L'invasion du contage peut dès lors se faire pour ainsi dire sans obstacle, car, c'est la résistance vitale qui est la plus sûre barrière à son extension morbifique.

Dans un foyer infectieux, tout individu est en effet plus ou moins contaminé. Or tous ceux qui ne bénéficient pas de l'absence d'affinité pour le virus, doivent l'éliminer à mesure qu'il s'introduit chez eux, pour échapper aux dangers de l'accumulation et à l'explosion des accidents. Il faut donc que le système nerveux, principalement le végétatif, continue de présider aux actes normaux de sécrétion et de combustion, pour que l'individu trouve sa sauvegarde dans le jeu régulier de ses fonctions elles-mêmes. De plus, on sait que la dépression morale qui est souvent le fait du relâchement nerveux cérébro-spinal, est un des meilleurs auxiliaires des épidémies.

Aussi un agent capable de maintenir, au moins dans une certaine mesure, la tension de la fibre nerveuse, doit-il être ici du plus grand secours. C'est l'arséniate de strychnine qui, tous les faits d'expérience en témoignent, est l'instrument par excellence de cette sthénisation organique. Aussi, c'est à lui qu'il convient de s'adresser, pour accroître la résistance vitale. Et comme dans la pratique, un moyen a d'autant plus de chance d'être accepté et appliqué, qu'il est plus simple et plus commode, on s'en tiendra à ce seul médicament pris une fois par jour, avec le sel de magnésie.

Toute la prophylaxie médicamenteuse peut donc se résumer en ceci : Chaque matin prendre :

Une cuillerée à café de sel de Sedlitz déshydraté dans un verre d'eau froide;

Et en même temps :

Cinq milligrammes d'arséniate de strychnine.

La dose moyenne de strychnine peut se répartir ainsi suivant les âges :

Granules au demi-milligramme :

Un granule	*de deux à cinq ans*
Deux	*de cinq à dix*
Cinq	*de dix à vingt*

Granules au demi-centigramme :

Un granule (équivalent à dix des précédents), *pour l'âge adulte et la vieillesse.*

De la naissance à deux ans, on donnera un granule d'un demi-milligramme de brucine (laquelle est un diminutif de la strychnine).

Rien n'est plus facile que la pratique de ces préceptes : les granules se conservent intacts indéfiniment. Il est inutile de les laisser fondre dans la bouche ou de les croquer ; par conséquent leur saveur amère n'est pas perçue. On les avale simplement avec la salive, ou en s'aidant d'une gorgée d'eau.

Ces doses peuvent être continuées sans inconvénient chaque jour pendant tout le temps de l'épidémie; elles ne sont à diminuer que dans les cas idiosyncrasiques qui sont rares, ou en présence d'une grande susceptibilité névrosique.

Le médecin devra souvent les augmenter en se guidant sur les effets physiologiques d'une part, et de l'autre sur la dépression des forces. Par le fractionnement des doses en demi-milligrammes, non seulement le médecin peut aller très loin, mais il doit pousser l'administration quotidienne des granules, jusqu'au relèvement de la vitalité normale.

Dans les pays chauds, il y aurait grand profit à introduire ces doses de strychnine dans les habitudes quotidiennes de chacun. Par ce moyen très simple, non seulement l'usage, si dangereux dans ces régions, des excitants alcooliques, pourrait être abandonné, mais encore on verrait s'abaisser, dans l'ensemble de la population, la morbidité et la mortalité.

IV

DISPOSITIONS HYGIÉNIQUES

Pureté de l'air. — La pureté de l'air est une des conditions les plus importantes à réaliser contre l'extension de la fièvre jaune. C'est en effet dans sa propre atmosphère, que la maladie puise le plus sûrement des forces : à l'état sporadique elle présente une innocuité relative ; elle ne revêt tous ses caractères de propagation et de violence que par le fait de l'agglomération humaine, et surtout de l'agglomération des malades.

C'est là une vérité dont les administrations et les municipalités devraient s'imprégner solidement, et sur laquelle elles ont à baser d'énergiques mesures préventives.

Oui, on ne saurait trop le répéter en toute occasion, non seulement le typhus d'Amérique se développe par l'encombrement, mais encore, une fois développé, il devient d'autant plus meurtrier que chaque malade, et même chaque individu est moins isolé. Aussi voit-on la maladie plus fréquente et plus grave : sur les navires, dans les ports de débarquement, dans les agglomérations d'émigrants, dans les colonies pénitentiaires nouvellement transportées.

La pureté de l'air pourrait peut-être même constituer le moyen préventif principal contre la fièvre jaune, s'il suffisait de signaler la nécessité d'une condition économique pour la réaliser.

Il est digne d'une administration intelligente, de savoir faire par avance quelques sacrifices, pour éviter de véritables ruines. Tout groupement compact d'individus dans un foyer amarile, doit être dispersé autant qu'il est possible, au moyen de baraquements isolés. Il n'est parfois nécessaire que de se déplacer de quelques centaines de mètres, et particulièrement de quitter le voisinage immédiat du littoral de la mer, pour être à l'abri du miasme amarile. Ces dépenses de campement dispersé, seraient en somme moins onéreuses que la seule sépulture des cadavres qui s'amoncelleront bientôt dans une foule compacte d'individus, telle qu'en offrent les soldats, les émigrants ou les ouvriers des ports.

Nous ne rappellerons pas les autres mesures de salubrité publique, qui sont connues de tous, et qui sont malheureusement parfois plus difficiles encore à réaliser; nous avons voulu seulement appeler l'attention sur l'utilité de la dispersion des groupes compacts; ce serait pour les populations une charge moins lourde que les longues quarantaines. Celles-ci doivent se borner à une bonne désinfection, car si les germes importés, peuvent très bien s'ensemencer, il est fort douteux qu'ils réussissent à se transmettre directement.

Climat. — A côté de la foule misérable, qui ne peut guère être protégée que par l'intelligence et le dévouement des magistrats communaux, il y a le grand nombre des individus qui trouvent dans l'aisance une indépendance relative. A ceux-ci les particularités principales de l'invasion épidémique doivent être connues, pour qu'ils puissent utiliser, à leur profit personnel, l'initiative dont ils jouissent.

La fièvre jaune ne se développe qu'au contact du sol, et particulièrement d'un littoral marin. Il semble que l'influence miasmatique prenne sa source dans le sein du grand courant équatorial, et qu'elle se complète et s'arme pour la destruction, en touchant la terre. Du moins ce que l'on sait, c'est que les foyers sans cesse renaissants de fièvre jaune sont tous situés à l'issue des ramifications équatoriales du Gulf-Stream.

Le danger de l'infection va diminuant à mesure que l'on s'éloigne de l'équateur. Dans chaque localité il décroit aussi en raison de l'abaissement de la chaleur saisonnière. Il faut se défier de l'invasion de la maladie, dans une période prolongée et ininterrompue de journées chaudes. Même imminence dans les périodes pluvieuses, à température moyenne.

L'acclimatement joue un grand rôle dans la préservation de la maladie. Quoi qu'il en soit des questions de races et de tempérament, on peut croire qu'il s'agit là surtout d'une accommodation des fonctions du foie et de la peau au milieu torride. C'est la suractivité de ces deux organes qui maintient l'équilibre physiologique dans les pays chauds; ce sont eux qui président aux combustions et aux éliminations nouvelles, nécessitées par le climat; de là l'utilité du lavage quotidien des voies digestives dont nous avons parlé, au moyen du sel de magnésie déshydraté. A côté du lavage intérieur, il sera bon de pratiquer le lavage extérieur, chaque jour, au moyen d'affusions générales froides ou tièdes.

Habitation. — Il est à remarquer que c'est le littoral de la mer, dans les pays à fièvre jaune, qui voit toujours les premières éclosions de la maladie. Aussi doit-on s'acclimater à une distance raisonnable de ce littoral, ou le fuir quand l'épidémie l'envahit.

Ce n'est pas le sol marécageux qui est ici, comme

pour la fièvre paludéenne, la condition favorable au miasme et que l'homme doit éviter. On a même souvent remarqué que les ravages de la fièvre jaune dans une région sont en raison inverse de ceux de la malaria.

L'altitude est un excellent moyen préventif. On a vu, il est vrai, des malades atteints de fièvre jaune à toutes les altitudes ; mais dans ces cas on a tout lieu de croire que l'infection n'a pas été primitive mais simplement importée. Dès que l'altitude atteint quelques centaines de mètres, elle doit être considérée comme une condition précieuse de prophylaxie.

Mesures diverses. — Nous citerons seulement ici quelques précautions individuelles qu'il est bon de reproduire partout.

On doit éviter autant que possible de s'exposer aux émanations miasmatiques, la nuit, et par conséquent le matin et le soir.

Il est dangereux aussi de s'exposer à la chaleur violente du milieu du jour, à l'humidité, à une fatigue excessive.

L'alimentation sera tonique. L'eau de la boisson doit être très pure. On fera usage du thé et du café comme réconfortants. Au besoin ce sera le moyen de boire l'eau purifiée par l'ébullition.

Il faut se garder des excès de toute nature, avec plus de soin encore que du régime débilitant. C'est là souvent l'écueil des Européens non encore acclimatés. Ils doivent savoir qu'en ce qui concerne les boissons alcooliques particulièrement, la quantité habituelle, qui était bienfaisante dans leur pays d'origine, devient excessive et dangereuse dans leur nouvelle patrie torride.

Tel est l'ensemble des précautions, qui constituent par leur réunion, la meilleure prophylaxie de la fièvre jaune. Elles s'imposent, au même titre que la prudence la plus vulgaire, toutes les fois qu'elles n'exigent que de l'attention et de la bonne volonté.

TRAITEMENT

PAR LA MÉTHODE DOSIMÉTRIQUE

Comme toutes les maladies essentiellement fébriles, la fièvre jaune peut être guérie et jugulée par la médication dosimétrique. Même dans les formes les plus graves de la maladie, alors que les ressources de la médecine dite classique, restent purement banales, les défervescents donnés coup sur coup peuvent triompher du mal.

Mais l'on ne saurait trop insister sur la méthode, c'est-à-dire sur la fermeté et l'à-propos, avec lesquels les alcaloïdes doivent être maniés, ici plus que partout ailleurs, si on veut en tirer tout ce qu'ils peuvent donner.

La fièvre jaune est tout à la fois une maladie maremmatique et un typhus ; elle a ce double caractère comme le choléra ; et de même que celui-ci a été surnommé le typhus d'Asie, elle est appelée le typhus d'Amérique.

Mais tandis que le choléra se distingue par la longueur du frisson initial et la brièveté, ou même parfois la bénignité de la réaction fébrile, la fièvre jaune, au contraire, laisse à peine apercevoir le stade de froid, et se manifeste, pour ainsi dire tout entière, dans une formidable explosion fébrile, et l'adynamie qui en est la conséquence.

Période de réaction

On a donc à lutter principalement contre une effervescence ; et comment n'aborderait-on pas la maladie avec énergie et avec confiance, lorsqu'on sait que c'est précisément contre cette forme morbide que la méthode dosimétrique remporte ses plus beaux triomphes ? L'important est de ne pas se laisser détourner du but réel, par des interprétations théoriques ou de vaines hypothèses. Peu nous importe, à ce moment, la pathogénie, l'origine miasmatique, la prolifération microbienne et l'antisepsie problématique ; c'est la vitalité qui est surmenée, et qui va bientôt s'épuiser, c'est elle que nous devons secourir. Nous sommes en présence de deux sortes d'accidents qui menacent la vie ; nous devons les combattre par des moyens directs et positifs, et agir jusqu'à ce que nous les ayons dominés. D'une part, nous avons à éteindre une fièvre qui consume tout comme un rapide incendie ; et de l'autre, nous devons sauvegarder le tube digestif, qui est submergé tout entier, par de véritables flots d'une lave brûlante et empoisonnée.

Contre la fièvre, nous donnerons les défervescents tous les quarts d'heure : sulfate de strychnine, vératrine, aconitine, digitaline, sulfate de quinine, un granule de chaque, les cinq ensemble, tant que l'estomac pourra les accepter. S'il y a des vomissements, nous essaierons de faire passer seulement la strychnine, la digitaline et le sulfate de quinine. Si l'estomac ne garde rien, nous introduirons les alcaloïdes par la voie rectale, en augmentant la dose d'autant plus que, pour le repos du malade, nous la répéterons moins souvent. Si le rectum ne garde pas non plus les médicaments, nous dissoudrons les granules dans de l'eau, et nous les injecterons sous la peau à des intervalles plus ou moins rapprochés suivant les circonstances.

En même temps, il y a lieu de chercher à adoucir les douleurs qui se montrent principalement au niveau des reins et de la région épigastrique. Le moyen le plus efficace, et qui entravera le moins la marche du traitement défervescent, consistera dans l'emploi de la cocaïne, injectée coup sur coup sous la peau près des points douloureux.

La température et l'ensemble des accidents fébriles, servent de guide pour poursuivre le traitement défervescent, le ralentir et le reprendre, jusqu'à ce que la sédation se prononce. Et si la lutte se prolonge, si le terrain est difficile à conquérir, il faut devenir prudent. Les alcaloïdes, tout en étant continués avec persévérance, ne doivent pas dépasser la mesure de la tolérance vitale, c'est-à-dire ne doivent pas être poussés au point d'ajouter des accidents d'excitation à ceux de la maladie elle-même. Ici, plus que dans une fièvre simple, il faut songer que l'hyperexcitation fonctionnelle, est la source de la prostration des forces ; et si l'on ne peut obtenir une défervescence franche, c'est déjà un beau succès, comme premier résultat, que d'éviter l'adynamie.

Pour favoriser la médication et diminuer les malaises du malade, on ajoutera toutes les deux heures des affusions générales d'eau tiède ou froide, vinaigrée ou aromatisée.

Les accidents qui se produisent du côté du tube digestif, réclament simultanément des soins tout aussi vigilants. La muqueuse commence à se tapisser de saburres, par suite de la congestion du foie et de tous les viscères abdominaux. Bientôt les produits de la fermentation amarile débordent de toutes parts ; la muqueuse est le siège d'un courant exosmotique abondant, et les premières voies, principalement, sont non seulement encombrées de matières nauséabondes, mais encore hyposthénisées. Le côté le plus fâcheux de cet accident, est le ralentissement qu'il apporte à l'absorption, jusqu'à la suspendre entièrement.

Ici encore, il faut rester ferme dans une ligne de conduite déterminée. L'agent par excellence, celui dans lequel on doit concentrer son espoir, c'est le sulfate de magnésie déshydraté, c'est-à-dire purifié. Ce sel alcalin en légère solution dans l'eau, est d'abord un puissant endosmotique, et restituera à la muqueuse digestive une partie de ses propriétés d'absorption. En même temps, c'est un tonique de l'intestin qui excitera légèrement ses parois et réussira à évacuer les produits morbides, non sous le coup de fouet d'une irritation violente, mais en soutenant les pouvoirs péristaltiques normaux. Aussi, faudra-t-il, au besoin, le donner également en lavements.

Toutefois, il ne suffira pas de choisir le sulfate de magnésie et de le prendre dûment purifié par la déshydratation; en le donnant à doses massives, on risquerait de perdre tous les avantages qui viennent d'être énumérés. Ce sel doit être pris dosimétriquement, en faible solution et à doses répétées de façon à entraîner la déplétion par le bas, et à la soutenir dans de justes limites. On arrive ainsi à désobstruer complètement, tout en ménageant avec sollicitude les forces et le repos du malade.

Période adynamique

Une fièvre jaune attaquée dès le début par ces moyens, ne passe pas à la période d'adynamie. On a à lutter plus ou moins longtemps contre les reprises de la fièvre; la fatigue du malade peut être excessive; mais le processus morbide recule. L'adynamie réelle, c'est l'épuisement de la résistance vitale, et le champ laissé libre à la maladie; c'est l'abaissement de la température et de la pression sanguine, en même temps que la pullulation du miasme continue, et étend ses œuvres destructives dans le sang et tous les organes.

Que si pour une raison ou pour une autre, le malade en arrive là, tout espoir ne doit cependant pas être perdu;

la persévérance dans les secours qui sont vraiment utiles, peut faire gagner les parties les plus désespérées. On continuera la strychnine en l'introduisant par la voie la plus favorable, et avec d'autant plus de régularité que l'incitabilité organique est plus affaiblie et plus fugace. On y joindra la quassine et la caféine qui peuvent l'aider à agir au moins localement sur le tube digestif. Le sulfate de quinine et la digitaline en petite quantité rempliront aussi au moins l'indication tonique, si l'absorption n'est pas complètement suspendue. Des diffusibles comme l'alcool, et de faibles doses d'éther, seront alors d'un utile secours, à cause de leur pénétration plus faciles à travers les tissus, et seront administrés peu à peu, avec ménagement, pour stimuler, non pour stupéfier. Enfin, des frictions stimulantes sur toute la surface cutanée avec du rhum, de l'eau-de-vie camphrée, des huiles additionnées d'essences, des quartiers de citron, constituent un moyen très pratique, très utile et pour ainsi dire instinctif, qui est tout à fait à sa place *à ce moment* et dont on devra tirer tout le parti possible.

Algidité du début

Le plus souvent l'on n'a pas à traiter la première période, celle des frissons et de l'algidité, parce qu'elle est très courte, et pour ainsi dire insaisissable. Cependant il n'en est pas toujours ainsi, et il peut arriver que le malade soit pris de frisson, d'angoisse, de tremblement, que l'algidité s'accentue et se prolonge, et même que le premier danger à redouter, soit l'absence de toute réaction.

La brièveté de cette période a sa signification; elle indique la gravité de l'agression, la puissance initiale de l'élément morbigène. La durée moyenne correspond aux cas dont le danger sera également moyen. Mais sa prolongation est le plus fâcheux de tous les symptômes; alors l'adynamie peut lui succéder directement, avec bien peu d'espoir de relever les forces; ou même la maladie peut être foudroyante, et la mort survenir en quelques heures.

De là des indications diverses :

Tout d'abord il faut songer que le traitement hâtif est ici d'une importance de premier ordre; aussi devra-t-on agir sans retard, si l'on peut intervenir avant le moment de la réaction fébrile. Au début, lorsque la chaleur n'est pas encore à la périphérie du corps, elle est déjà au dedans, et l'on pourrait, dès ce moment, donner tous les défervescents. Cependant, comme il y a fort peu d'absorption, il faut craindre les accumulations médicamenteuses, et les intolérances gastriques, qui compromettraient la suite du traitement; et l'on se réglera sur les circonstances, c'est-à-dire l'état du malade et le pronostic particulier. Il y aura dans tous les cas au moins trois choses à faire : administrer le sulfate de strychnine tous les quarts d'heure, donner de faibles solutions de sel de Sedlitz déshydraté, soit par la bouche, soit en lavements, et faire une révulsion énergique sur toute la surfac cutanée. Pour cela on emploiera des frictions stimulantes diverses, soit sèches, soit humides, et de préférence des excitations électriques.

Le sulfate de strychnine doit, dès ce moment, être le principal objectif du médecin, car il est le médicament par excellence des trois périodes, et il doit être donné dans celle-ci, non seulement contre le frisson et la chaleur interne, mais encore en prévision des phases suivantes de la maladie.

Méthode hypodermique

Si l'atteinte du mal est très grave, et l'estomac peu tolérant, on fera dès ce moment des injections hypodermiques de sulfate de strychnine. Dans un pressant danger, on devra même introduire directement le médicament dans le système veineux. Si la réaction fébrile tarde trop à se faire, et particulièrement dans les cas rares où l'on doit craindre qu'elle ne se fasse pas, à la strychnine il y a lieu d'ajouter l'hyosciamine qui combattra le spasme des vaisseaux, et éloignera le danger de la longue algidité ou de la sidération immédiate. Mais on ne perdra pas de vue que l'hyosciamine doit être donnée avec précaution, car une fois l'effervescence établie, le surplus de son action devient un embarras pour la jugulation. Dès le début, la vigueur ne doit pas exclure la prudence, au contraire ; car la route qui s'ouvre peut être longue à parcourir, et les médicaments agissent d'autant plus efficacement qu'ils sont mieux tolérés.

Aussi, comme dans un très grand nombre de cas, sinon dans tous, il y aura lieu d'avoir recours plus ou moins à l'introduction des médicaments de toutes les périodes par la voie hypodermique, il faudra ici se garder avec soin de l'exagération des doses. La mesure d'un médicament relativement au mode d'introduction, peut être établie suivant les chiffres suivants : ce qui agit comme *un* par l'estomac, agit comme *deux* par la voie hypodermique, et comme *quatre* par l'introduction directe dans les veines. Mais cette proportion est celle qui concerne une dose massive; pour le médecin dosimètre elle doit être modifiée, car il y a à tenir compte de la dynamisation dosimétrique, qui résulte de la répétition fréquente des doses. Aussi, une dose injectée sous la peau, par exemple toutes les heures, devra être à peine égale à celle qui serait donnée tous les quarts d'heure par l'estomac.

On le voit donc, jamais la méthode dosimétrique ne laisse le médecin désarmé devant un désordre morbide, si rapide ou si profond qu'il soit. On peut et on doit agir, toujours agir. La condition qu'il faut avant tout remplir, c'est d'être familiarisé avec le maniement des alcaloïdes; alors on sait allier la décision à la souplesse; et si l'organisme livré à ses seules ressources est souvent impuissant contre le terrible typhus d'Amérique, du moins le médecin qui lui porte secours, n'est qu'exceptionnellement vaincu.

Tel sera le médecin dosimètre, qui jugulera la fièvre jaune comme les autres pyrexies qu'il rencontre quotidiennement; il en triomphera avec plus de difficultés, mais non différemment.

Lorsque le médecin fera défaut, dans les établissements isolés, ou bien au milieu d'un foyer épidémique, trop intense pour que les médecins puissent suffire à tous les besoins, nous conseillons vivement au père de famille, au patron ou à l'ami, de traiter toute la maladie par le simple procédé suivant : pendant tout le temps que le malade sera sous l'influence de la fièvre, lui faire prendre tous les quarts d'heure, nuit et jour, un granule de sulfate de strychnine au demi-milligramme. Nul danger n'est à redouter du fait de la médication, et l'on est en droit cependant d'espérer, que les guérisons mises ainsi à la portée de tous, ne seront pas rares.

FIN

Tours, imp. Deslis frères.